Dieta Mediterránea

Plan de comidas de 30 días con recetas increíbles para personas ocupadas

(Libro de cocina de la dieta mediterránea para principiantes)

Epifanio Ontiveros

TABLA DE CONTENIDOS

Capítulo 1: Por Qué Debe Seguir Esta Dieta Y Cómo Puede Ayudarlo A Mantenerse Saludable

Se pueden usar numerosos argumentos para persuadir a las personas de que la dieta cetogénica es su mejor opción. Con esta dieta en particular, se pueden resolver problemas y condiciones médicas relacionadas con el peso. Por lo tanto, se puede decir que es una dieta para todos. Por esto, hemos preparado una lista sobre todos los beneficios que puedes obtener al seguir la dieta keto.

El objetivo principal de esta dieta es la pérdida de peso. Dado que el cuerpo convierte la grasa en energía, es posible una pérdida de peso significativa. Tus niveles de insulina también disminuyen con esta dieta, lo que permite quemar más grasa y eventualmente adelgazar. Se ha demostrado que esta dieta más efectiva que otras donde se reduce el consumo de grasa.

Numerosas personas se ven afectadas por la diabetes, y esta dieta también puede ayudarlas. El exceso de grasa en el cuerpo está relacionado con la pre-diabetes y la diabetes tipo 2. Tu sensibilidad a la insulina es mucho mayor cuando estás bajo el régimen de la dieta cetogénica, y esto ayuda a mejorar los síntomas de estas enfermedades. Gracias a la pérdida de peso, la dieta puede ayudar bastante con las complicaciones por diabetes.

A medida que aumentan sus niveles de energía, se vuelve significativamente más productivo. Los alimentos ricos en grasas son más nutritivos y también proporcionan al cuerpo una gran cantidad de energía. Esto ayuda a mantenerte saciado y con mucha energía durante todo el día.

La función cerebral y el enfoque también se beneficia. Las cetonas producidas por esta dieta actuarán como combustible para el cerebro. Además, los niveles de azúcar en la sangre en tu cuerpo se mantendrán balanceados. Con la dieta cero, la persona tiene un mejor nivel de concentración.

Los pacientes con epilepsia son unos de los principales defensores de la dieta cetogénica. Los niños afectados por epilepsia son tratados con esta dieta como una forma de terapia. Se ha demostrado que es efectiva y se ha venido usando durante mucho tiempo. Con la ayuda de la dieta keto, los pacientes pueden reducir las dosis que requieren para tratar su enfermedad, y logran sentirse mucho mejor en todos los aspectos.

Otra razón es el acné, el cual es un problema común para la mayoría de las personas en algún punto de su vida. La dieta keto reduce los niveles de insulina, lo que implica menos ingesta de azúcar. Gracias a esto, la presencia de acné es mucho menor en aquellos que siguen esta dieta.

La resistencia a la insulina puede causar muchos problemas. La dieta keto ayuda a aumentar la sensibilidad a la insulina y, por lo tanto, mejora esta condición. Esto también ayuda a prevenir la diabetes.

Muchas enfermedades cardiovasculares son causadas por presión arterial alta, grasa corporal excesiva y niveles altos de azúcar en la sangre. Con la dieta keto se pueden mantener los niveles adecuados en el cuerpo y así evitar estas enfermedades y accidentes cardiovasculares.

Como puedes ver, son muchos los beneficios que se obtienen con solo seguir una dieta cetogénica básica. Estos resultados son la razón por la cual tantas

personas recomiendan esta dieta y es

hora de que tú también la pruebes.

Ensalada De Farro

Ingredientes:

Ensalada

- 4 tazas de espinaca bebé, picada

- 2 pinta de tomates cherry cortados

  por la mitad

- 2-2 ½ tazas de agua

- 5 tazas de caldo de verduras

- ¼   taza   de   queso   feta,

desmenuzado

- 2 lata de garbanzos, escurridos

- 2 pepino, picado

- 3 taza de farro perlado

- 2 cucharada de aceite de oliva

- 1 cebolla en rodajas

Vestimenta

- ½ tsp orégano

- 2 pizca de hojuelas de pimiento rojo

- ½ cucharadita de sal

- 2 cucharada de vinagre de vino tinto

- 4 cucharadas de jugo de limón

- 2 cucharada de miel

- ½ taza de aceite de oliva

Instrucciones:

1. Caliente el aceite en una sartén. Añada la espelta y cocínela durante un minuto.

2. Asegúrese de revolverlo regularmente durante la cocción.

3. Añada agua y caldo, y luego caliente hasta que hierva.

4. Reduzca el calor y hierva a fuego lento hasta que la espelta esté tierna, unos 50 a 55 minutos.

5. Escurra el agua y transfiera la espelta a un tazón.

6. Añada las espinacas y mézclalas. Deje que se enfríe durante unos 35 a 40 minutos.

7. Añada el pepino, las cebollas, los tomates, el pimiento, los garbanzos y el queso feta.

8. Mezcle bien para obtener una buena mezcla.

9. Aparte y haga el aderezo.

10. En un pequeño tazón, combine todos los ingredientes del aderezo y mézclelos bien hasta que estén suaves.

1. Viértelo en el tazón y mézclalo bien.

2. Sazone con sal y pimienta roja al gusto.

Envoltura con manzana, nueces y pasas.

Ingrediente

- 2 caja (2 1 onzas) de pasas negras
- ½ taza de jarabe de arce
- 2 cucharadita de canela molida
- Pizca de sal
- 1 taza de trozos de nuez
- 8 tortillas de harina (16 pulgadas)
- Yogur de vainilla bajo en grasa o 8 cucharadas de aceite de canola/oliva para untar sin grasas trans, cantidad dividida
- 4 manzanas grandes para producir aproximadamente
- 6 1 tazas cortadas en cubitos
-

Preparación

1. En una sartén grande, caliente 4 cucharadas de aceite de canola/oliva a fuego medio hasta que se derrita.

2. Agregue las manzanas, las pasas, el jarabe de arce, la canela y la sal.

3. Reduzca el fuego a fuego lento y cocine, revolviendo ocasionalmente, hasta que las manzanas estén tiernas, alrededor de 8 a 10 15 a 20 minutos.

4. Agregue los trozos de nuez y cocine durante 5 a 10 minutos adicionales, hasta que se caliente por completo.

5. En una sartén aparte, derrita las 4 cucharadas restantes de aceite de canola/oliva esparcidas a fuego lento.

6. Agregue las tortillas, una a la vez, y caliente, volteándolas una vez, hasta que estén ligeramente doradas.

7. Coloque las tortillas en una superficie de trabajo y vierta la mezcla de manzana en el centro de las tortillas.

8. Dobla los extremos sobre el relleno y enrolla.

9. Sirva tibio con una cucharada opcional de yogur o helado al lado, si lo desea.

Camarones salteados en Champiñones y Tomates.

Ingredientes:

- 2 taza de champiñones en rodajas

- 2 cebolla pequeña

- 1 libra de camarones

- Pimienta sal

- 1/2 taza de aceitunas

- 4 cucharadas de aceite de oliva

- 2 cucharada de ajo picado

- 2 taza de tomates cortados en cubitos

Direcciones:

1. Cebolla pequeña, picada, camarones, pelados y desvenados.

2. Caliente el aceite en una sartén a fuego alto.

3. Agregue la cebolla, los champiñones y el ajo y saltee hasta que la cebolla se ablande.

4. Agregue los tomates y los camarones y revuelva hasta que los camarones estén cocidos.

5. . Agregue las aceitunas y revuelva bien.

6. Espolvorea pimienta y sal al gusto.

7. Sirve y disfruta.

Pollo Con Canela

2 rama de canela

2 ralladura de limón

4 dientes de ajo

2 cebolla grande

Pimienta y Sal

1 cucharadita de canela molida

2 cucharada de orégano seco

4 cucharadas de aceite de oliva

56 oz lata de tomates enteros

2 taza de aceitunas verdes sin hueso

2 taza de caldo de pollo

1 taza de aceitunas sin hueso

8 libras de muslos de pollo

1. Tomates, pelados y triturados.

2. Dientes de ajo, picados, cebolla, en rodajas.

3. Caliente el aceite en una sartén a fuego alto.

4. Sazone el pollo con pimienta y sal y colóquelo en la sartén y cocine hasta que se dore por todos lados.

5. Coloque el pollo en la olla de cocción lenta.

6. Vierta los ingredientes restantes excepto las aceitunas sobre el pollo.

7. Tape y cocine a fuego lento durante 6 horas.

8. Agregue las aceitunas y revuelva bien.

9. Sirve y disfruta.

Albóndigas Con Una Deliciosa Salsa

De Almendras

Ingredientes:

- 4 cucharaditas de perejil italiano fresco de hoja plana picado, más ¼ de taza, dividido.
- 1 taza de aceite de oliva extra virgen, dividido.
- ½ de taza de almendras fileteadas.
- 2 taza de vino blanco seco o caldo de pollo.
- ½ de taza de mantequilla de almendras sin azúcar.
- 16 onzas de carne molida de ternera o cerdo.

- 16 onzas de carne molida.
- 1 taza de cebolla finamente picada, dividida.
- 2 huevo grande, batido.
- ½ de taza de harina de almendra.
- 2 1 cucharadita de sal, dividida.
- 2 cucharadita de ajo en polvo.
- 1 cucharadita de pimienta negra recién molida.
- 1 cucharadita de nuez moscada molida.

Direcciones:

1. En un tazón grande, combine la ternera, la carne, ¼ de taza de cebolla y el huevo y mezcle bien con un tenedor.
2. En un bol pequeño, bata la harina de almendras, 2 cucharadita de sal, el ajo en polvo, la pimienta y la nuez moscada.

3.   Añadir a la mezcla de carne junto con 4 cucharaditas de perejil picado e incorporar bien.

4.   Formar la mezcla en pequeñas albóndigas, de aproximadamente 2 pulgada de diámetro, y colocarlas en un plato.

5.   Dejar reposar durante 20 minutos a temperatura ambiente.

6.   En una sartén grande, calentar ½ de taza de aceite a fuego medio-alto.

7.   Añadir las albóndigas al aceite caliente y dorarlas por todos los lados, cocinándolas por tandas si es necesario, 5-10 minutos por lado.

8.   Retirar de la sartén y mantenerlas calientes.

9.   En la sartén caliente, saltear el ½ de taza de cebolla picada restante en el ¼ de taza de aceite de oliva restante durante 5-10 minutos.

10.   Reduce el fuego a medio-bajo y añade las almendras fileteadas.

11.   Saltéelas hasta que las almendras estén doradas, otros 6 -10 minutos.

12.   En un bol pequeño, bata el vino blanco, la mantequilla de almendras y la 1 cucharadita de sal restante.

13.   Añadir a la sartén y llevar a ebullición, removiendo constantemente.

14.   Reducir el fuego a bajo, devolver las albóndigas a la sartén y tapar.

15.   Cocínelo hasta que las albóndigas estén bien cocidas, otros 15 a 20 minutos.

16.   Retirar del fuego, incorporar el ½ de taza de perejil picado restante y servir las albóndigas calientes y rociadas con la salsa de almendras.

Ensalada De Pasta De Tomate

Ingredientes

- 2 cebolla dulce pequeña, cortada en cubitos
- 4 dientes de ajo fresco, picado
- *1* taza de hojas de albahaca fresca, desgarrada en pedazos
- 16 onzas de pasta penne, cocida
- 2 pinta de tomates de uva, cortados por la mitad
- 5-10 onzas de queso mozzarella fresco
- 2 pimiento rojo mediano, picado en trozos grandes.

Para el aderezo:

- 2 cucharadita de mostaza de Dijon
- Sal y pimienta recién molida a gusto
- 4 cucharadas de vinagre balsámico
- 4 cucharadas de aceite de oliva extra virgen

preparación

1. En una gran ensaladera, combine la pasta cocida, los tomates, el queso mozzarella, el pimiento rojo, la cebolla, el ajo y la albahaca.

Aderezo:

1. En una jarra de aderezo para ensaladas, combine vinagre, aceite de oliva, mostaza, y sal y pimienta, y agite bien.

2. Vierte el aderezo sobre la ensalada para cubrirla y revuelve suavemente.

3. Cúbralo y déjelo enfriar toda la noche antes de servirlo.

Patatas Asadas Con Pimiento Y

Trucha Ahumada

ingredientes

- 2 pizca de nuez moscada kotányi (molida)
- 40 g de rábano picante (fresco)
- 1 limón (jugo)
- Sal de kotanyi
- Pimienta Kotányi
- aceite de oliva
- 400 g de filete de trucha ahumada
- 2 kg de patatas (harinosas)
- 4 huevos
- 200 g de harina de trigo

- 2 cucharada de pimentón Kotányi (dulce noble)
- 200 g de espinacas tiernas
- 400 g de crema agria

preparación

1. Para el rösti de patatas y pimientos con trucha ahumada, pelar las patatas, rallarlas y remojarlas brevemente en agua fría.
2. Precaliente el horno a 180 ° C de temperatura superior / inferior.
3. Escurre las patatas por un colador y exprime bien el agua restante.
4. Mezclar en un bol con huevo, harina, pimentón en polvo, una buena pizca de sal y nuez moscada para formar una mezcla.
5. Calentar el aceite en una sartén, agregar la mezcla de papa a la sartén

con una cucharada y darle forma a un hash brown.

6. Freír ambos lados a fuego medio durante unos 5-10 minutos hasta que se doren.

7. Luego colocar en el horno durante 20 minutos.

8. Rallar finamente el rábano picante, reservar una pequeña parte para decorar, remover el resto con la crema agria, sal y pimienta hasta que quede suave.

9. Lavar las espinacas tiernas, marinar con aceite de oliva, el jugo de medio limón, sal y pimienta recién molida.

10. Sirve el rösti de patata y pimentón con los filetes de trucha ahumada, un poco de espinacas tiernas y la crema agria y salsa de rábano picante.

Ensalada De Tomate Inspirada En La Española

Ingredientes

- 6 libras de tomates rojos (córtelos en gajos)
- 2 taza de pan rallado integral fresco
- ½ de cucharadita de sal
- 6 cucharadas de vinagre de vino tinto o vinagre de jerez
- 1 cucharadita de azúcar

- 2 cucharadita de pimienta negra recién molida

- 18 filetes de anchoa troceados

- 1 taza de aceite virgen extra 30 Alcaparras

- 10 dientes de ajo picados

- 2 taza de perejil fresco picado

- 2 cucharadita de pimentón ahumado

Instrucciones

1. En una sartén antiadherente grande, caliente 1/2 taza de aceite de oliva a fuego medio, luego agregue el pimentón y el ajo, luego cocine por unos 40 segundos.

2. Revuelva suavemente hasta que el ajo esté chisporroteante y fragante.

3. Después de cocinar, transfiera a un tazón grande y deje enfriar.

4. En una sartén, caliente el aceite de oliva restante a fuego medio, luego agregue el pan rallado y cocine por unos 5-10 minutos; revuelva suavemente hasta que estén crujientes y doradas, luego transfiéralas a un plato.

5. Batir la pimienta, la sal y el vinagre en el aceite de ajo y pimentón, luego agregar el perejil, los tomates, las alcaparras y las anchoas picadas y revolver suavemente hasta que se mezclen.

6. Transfiera la ensalada de tomate a un plato y cubra con pan rallado.

7. También se puede decorar con anchoas.

Sopa De Ternera Y Guisantes

- 2 vaso de vino blanco
- 600 g de guisantes congelados
- Aceite de oliva extra virgen

- 1300 g de estofado de ternera.
- 2 cebolla
- 1 caja de tomates pelados

PREPARACIÓN

1. Dorar la carne picada con cebolla en rodajas finas y 4 cucharadas de aceite.

2. Humedecer con el vino y dejar que se evapore.

3. Añade 1 caja de tomates pelados, sal y pimienta y cocina durante 60 minutos.

4. Luego agregue los guisantes congelados y cocine por otros 35 a 40 minutos.

5. Espolvorear con perejil finamente picado y servir.

Ensalada De Kale Y Garbanzos

Crujientes

INGREDIENTES

- Un zumo de limón.
- 1 taza de aceite de oliva extra virgen.
- 1 cucharadita de pimienta negra recién molida.
- Un manojo grande de col rizada Lacinato, desmenuzada.
- ½ taza de queso parmesano.
- Una lata de garbanzos escurridos de 56 onzas.
- Dos cucharadas de aceite de oliva virgen extra
- Ralladura de 2 limón.

- Una cucharadita de pimentón ahumado.
- Sal y pimienta negra recién molida.
- Cuatro anchoas.
- Un diente de ajo machacado.
- 1 cucharadita de sal.
- Una cucharada de mostaza de Dijon.

INSTRUCCIONES DE COCCIÓN

1. CÓMO HACER LOS GARBANZOS CRUJIENTES Precalentar el horno a 450 grados Fahrenheit y forrar una bandeja para hornear con papel pergamino.
2. Mezcle los garbanzos con el aceite de oliva, la ralladura de limón y el pimentón en un recipiente grande para mezclar.
3. Sazone con sal y pimienta al gusto.
4. Repartir los garbanzos en una capa igual en la bandeja de horno

preparada y asar durante 80 a 90 minutos, o hasta que estén muy crujientes.

5. Durante la cocción, remover los garbanzos una o dos veces.

6. Dejar enfriar hasta que estén a temperatura ambiente.

7. CÓMO HACER EL ADEREZO: Triturar las anchoas, el ajo y la sal en un bol mediano.

8. Mezclar bien la mostaza y el zumo de limón.

9. Bata suavemente el aceite de oliva para mezclarlo.

10. Sazone con pimienta al gusto.

11. CÓMO MONTAR LA ENSALADA: Mezclar la col rizada con el aliño en un bol grande.

12. Servir con los garbanzos enfriados por encima.

13.   Con un pelador de verduras, ralle
el   parmesano   en   grandes   rizos.
Sírvela enseguida.

Preparar Rollos De Queso

Rollitos de Queso al Estilo Keto:

- Mantequilla-4 oz.

- Queso Cheddar- 16 oz.

1. Coloque las rebanadas de queso en una tabla de cortar y corte la mantequilla en rebanadas muy finas con la ayuda de un cuchillo o una rebanadora de queso.

2. Cubra cada rebanada de queso con la rebanada fina de mantequilla y enróllela.

3. ESO ES TODO.

4. El desayuno más fácil y rápido de preparar, muy saludable y fácil de usar.

Sopa Minestrone

Ingredientes

- 2 taza de pasta (macarrones)

- 2 cucharada de AOEV

- 4 calabacines pequeños

- 4 cebollas amarillas

- 8 tomates grandes

- 2 taza de espinacas

- 8 cucharadas de albahaca, fresca (picada)

- ½ taza de apio cortado en cubitos

- 4 zanahorias medianas

- 16 tazas de caldo de pollo

- 4 dientes de ajo

Instrucciones de Preparación

1. En una sartén grande, ponga el AOEV a fuego medio.

2. Agregue las zanahorias, la cebolla y el apio y saltee hasta que estén suaves después de unos 5 a 10 minutos.

3. Vierta el ajo y continúa cocinando durante aproximadamente 1-5 minutos.

4. Agrega el caldo, la pasta, las espinacas, los frijoles y mezcla.

5. Lleva el recipiente a ebullición a fuego alto y luego baja el fuego y cocine a fuego lento durante unos 18 minutos.

6. Agrega la calabaza de calabacín y luego cocine y cocine a fuego lento durante 12 minutos más.

7. Servir inmediatamente.

8. Guarda las sobras en un recipiente.

9. Microondas o recalentar a fuego medio.

Cobertura Crujiente Sobre Filetes De Tilapia Ardiente

Ingrediente

- 5-10 onzas Filetes de tilapia
- 1 cucharadita sal
- 4 cucharadas. aceite de oliva
- ½ taza de linaza molida
- 2 taza de almendras, finamente picadas (divididas)

Preparación

1. En un tazón poco profundo, combine la linaza y la mitad de las almendras para servir como una capa crujiente en lugar de una mezcla de harina.

2. Sazone uniformemente los filetes de tilapia con sal.

3.   Con los dedos, cubra el filete con la mezcla de linaza y almendras.

4.   Coloque a un lado.

5.   Caliente el aceite de oliva en una sartén pesada de fondo grueso a fuego medio.

6.   Cocine los filetes rebozados durante 5-10 minutos por lado, o hasta que estén dorados, volteándolos una vez.

7.   Retire los filetes de la sartén y colóquelos en un plato para servir.

8.   Agregue las almendras restantes a la misma sartén.

9.   Tostar durante un minuto, revolviendo con frecuencia, hasta que estén doradas.

10.   *Las almendras tostadas se deben espolvorear sobre los filetes de pescado.*

Ensalada De Tortillas

Ingredientes

1/2   de libra de queso de cabra borracho rebanado

12 tomates bistec en rodajas

4 tazas beberúcula

1/2   cucharadita pimienta negra La mitad de un limón

1/2   taza de aceite de oliva

1/2   taza de girasol petróleo

1/2   cucharadita de ajo en polvo

4 cucharaditas de chile ancho en polvo
Dos tortillas de harina

Instrucciones

1. Precaliente el horno a 350 grados Fahrenheit con una rejilla en el centro.

2. En una olla, caliente el chile en polvo, el ajo en polvo, el aceite de oliva y el aceite de girasol a fuego medio-bajo durante 5-10 minutos.

3. Retírelo del calor,luego cepille las tortillas por ambos lados con la mezcla de aceite.

4. Corta las tortillas en 12 gajos cada una y colócalas en una bandeja para hornear.

Hornee 25 a 30 minutos; dar la vueltaa medio camino.

5. Divida los tomates entre 5-10 platos para servir,luego coloque una capa sobre rebanadas de queso y sazone con pimienta negra.

6. Mezcle la rúcula con 2 cucharada de la mezcla de aceite y el jugo de la mitad de lima.

7. Sirva rociado con un poco más de aceite y emplatado con tortillas horneadas.

Bacalao Asado Con Patatas Pinchadas

INGREDIENTES

- 2 pimiento verde

- 24 papas medianas

- 2 cebolla

- 200 g de aceitunas negras sin hueso

- publicacionesde bacalao 2 tomates

- 2 pimientoamarillo

- 2 pimientorojo

PARA LA SALSA - INGREDIENTES

• Dientes de ajo peladosy picada Sal y pimienta negra molida al gusto

• 2 00 ml de aceite de olivavinagre extra virgen 100 ml

PREPARACIÓN

1. Desalar el bacalao en agua fría, cambiando el agua varias veces.

2. Séquelos con un paño limpio.

3. Cortar los pimientos por la mitad y limpiarlos, quitando las semillas.

4. Corta los tomates en cuartos y límpialos quitando las semillas.

5. Asa los tomates y los pimientos.

6. Hornear los filetes de bacalao salado a la parrilla.

7. Pelar la cebolla y cortarla en rodajas finas.

8. Pasarlos por harina y sacudir el exceso.

9. Freírlos en aceite caliente.

10. Escúrralas sobre papel absorbente, eliminando el exceso de grasa.

11. Hornea las patatas con piel. Una vez horneadas, dales un pequeño ponche.

12. Las papas deben estar cocidas pero no demasiado blandas.

13. Coloca los ingredientes indicados para la salsa dentro de un frasco de vidrio con tapa.

14. Agítalo enérgicamente para que los ingredientes se mezclen.

15. Añadir las aceitunas picadas.

16. Coloca los filetes de bacalao, las patatas y el resto de ingredientes en una fuente, rocía con un poco de la

salsa preparada en el paso anterior, ¡sirve caliente!

17. Consejos:otras verduras como el brócoli, se pueden agregar al final de la receta, siempre y cuando estén cocidas al dente, para aprovechar mejor sus nutrientes, cocerlas al vapor.

Ensalada Mediterránea Crocante

Ingredientes

- 1 taza de cebolla picada

- 4 cucharadas de aceitunas

- 6 cucharadas de vinagre roja

- 2 diente de ajo picado

  - 2 cucharada de perejil picado

- 2 lata de garbanzos pequeña drenada, sin el jugo

- 2 pepino cortado en cuadraditos

- 2 taza de brócoli

- 2 taza de tomates cortados en cuadraditos

- 2 taza de kale

Preparación

1. Combinar todos los ingredientes en un recipiente.
2. Mezclar bien
3. Poner en el refrigerador por 2 hora antes de servir

Salmón Mediterráneo Ennegrecido

Con Salsa

Ingredientes

- Hojas de menta fresca - 30 picadas
- Perejil fresco - 2 puñado, picado
- Sal y pimienta
- Jugo de 1 limón
- Aceite de oliva extra virgen - 2 cda.
- Tomates cherry - 4 tazas, picados
- Semillas de 2 granada grande
- Pimiento morrón - ½, picado
- Chalote - 2 , picado

Para el salmón
- Pimienta de Cayena - 1 tsp.
- Filete de salmón con piel - 3 lb.
- Sal y pimienta
- Aceite de oliva extra virgen según la necesidad
- 2 cdta. de comino molido
- 2 cdta. de cilantro molido

- Pimentón dulce de espinaca - ½ tsp.
- Pimiento de Alepo - 1 tsp.
- Ajo en polvo - 1 tsp.

Ingredientes

1. Para hacer la salsa: combine los ingredientes de la salsa en un tazón. Mezclar y reservar.
2. Coloque la rejilla del horno aproximadamente 12 pulgadas debajo del elemento de la parrilla y precaliente la parrilla.
3. En un recipiente, mezcle todas las especias.
4. Sazone el salmón con sal y pimienta.
5. Luego frote la carne con la mezcla de especias.
6. Engrase una bandeja y coloque el salmón.
7. Ase el salmón por aproximadamente 5-10 minutos en el horno o hasta que el salmón alcance los 150 F.

8. Si el salmón no está lo suficientemente cocido, hornee el salmón a 450 °F durante 1 a 5 minutos.
9. Mientras tanto, ase las mitades de limón en una sartén hasta que estén doradas.
10. Sirva el salmón con la salsa. Rocíe el jugo de limón encima.

Mejillones Fritos

Ingredientes y procedimiento

4 cucharadas de harina integral

2 huevo

2 cucharadita de mostaza

400 g de mejillones grandes con cáscara

60 gramos de mayonesa

6 cucharadas de pan rallado

1. media cucharadita de miel de acacia

2. Tabasco qs

3. Aceite de oliva virgen extra para freír

   al gusto

4. Sal al gusto.

5. Pimienta mixta al gusto

   6. Procedimiento

Secar los mejillones sin cáscara frotando

con papel de cocina y colocar en un

bol Poner la mayonesa en un bol

Añadir la mostaza y media

cucharadita de miel de acacia Añadir

las gotas de tabasco Mezclar bien

mezclando todos los ingredientes

hasta conseguir una salsa tersa y cremosa Cubrir con film transparente y refrigerar Batir el huevo en un bol junto con la sal morada y la pimienta mixta recién molida Primero enharinar los mejillones y luego pasarlos

7. Pasarlas por el huevo batido y por último, pasarlas por el pan rallado.

8. Vierte un chorrito de aceite de oliva virgen extra en una sartén antiadherente y deja que se caliente.

Luego colocar los mejillones rebozados en una sartén: los mejillones deben estar medio sumergidos en el aceite hirviendo Freírlos y dorar por un lado y luego darles la vuelta suavemente y freír y dorar por el otro Tomarlos con una espumadera, escurrirlos del aceite y colócalas en un plato forrado con papel de cocina absorbente para que pierdan el exceso de grasa.

Disponer los mejillones fritos en una fuente y servir inmediatamente caliente con la salsa picante.

¡Disfrute de su comida!

Componentes

- 16 onzas de pasta corta integral 1/2 de taza de aceite de oliva extra virgen

- 6 dientes de ajo, finamente picados

- 15 a 20 tomates del tamaño de un cóctel, cortados en cuartos

- Sal y pimienta molida, tanto como se desee.

- 4 c de hojas frescas de espinacas

- 1/2   c. De albahaca fresca, en rodajas

- 1 taza de queso parmesano, rallado

- 2 taza de queso ricotta

Preparación:

1. Cocine la pasta en agua hirviendo durante aproximadamente 1-5 minuto menos que las instrucciones del paquete, por lo que la pasta es "al dente".

2. Escurrir, pero primero reservar ½ c. de pasta de agua.

3. Coloque una sartén grande para saltear en una estufa.

4. Poner a fuego medio y calentar el aceite.

5. Añadir el ajo, luego bajar el fuego un poco más.

6. Revuelva y cocine el ajo durante cinco minutos, observando para asegurarse de que no se queme, luego agregue los tomates.

7. Espolvoree pimienta y sal si lo desea.

8. Cocine unos 5-10 minutos adicionales hasta que los tomates estén calientes.

9. En la sartén con los tomates y el ajo, agregue la pasta cocida y las espinacas.

10.   Use pinzas o una cuchara grande para tirar hasta que la espinaca

comience a marchitarse suavemente. Luego incluya la albahaca, el queso

11.   parmesano y más sal y pimienta si lo desea. Agregue un poco de agua de la pasta o más aceite de oliva si la pasta parece estar seca en este punto.

12.   Rematar la pasta dejando caer cucharadas de queso ricotta encima y servir. ¡A Disfrutar!

Minutos De Cuscús 'Fez

Ingredientes

- 600 ml de caldo de verduras

- 2 cucharada de menta, aproximadamente

- 4 cucharadas de aceite

- 6 cucharaditas de canela

- sal y pimienta al gusto

- posiblemente | mezcla de especias Harissa

- 600 g de cuscús

- 12 lonchas de pierna de cordero

- 2 lata de garbanzos

- 100 g de almendra(s) en rodajas

71

- 60 g de pasas

- 4 cucharadas de miel líquida

Preparación

1. Calentar el caldo de verduras.

2. Tostar brevemente las almendras en una sartén, sacarlas y en la misma sartén con el aceite freír las lonchas de pierna de cordero.

3. Añadir la miel con la canela, 12 granos de pimienta machacados y una cucharada de agua.

4. Salar y remover durante 1-5 minuto. Retirar la carne.

5. Añadir a la sartén el cuscús, las almendras y los garbanzos y las pasas y remover lentamente durante 1-5 minuto.

6. Añadir el caldo de verduras y volver a poner la carne.

7. Dejar cocer el conjunto durante 10 minutos a fuego lento y tapado.

8. A continuación, esponjar el cuscús con un tenedor y espolvorear con menta finamente picada.

Vino: Guerrouane (tinto)

Si te gusta un poco más picante, puedes añadir una pizca de harissa inmediatamente en la sartén o disuelta en el caldo de verduras.

Trucha En Vino

<u>Ingredientes</u>

- 4 cucharadas de perejil picado

- 2 cucharada de granos de pimienta

- 2 cebolla mediana, en rodajas

- 6 cucharadas de aceite de oliva

- Sal y pimienta a gusto, además de 2 cucharadita de sal

- 8 cabezas de trucha enteras, escaladas y limpias

- 2 1 tazas de vino tinto

- 2 taza de vinagre de vino blanco

- 2 taza de agua

- 8 ramitas de tomillo

- 8 hojas de laurel

- 16 clavos enteros

- 2 zanahoria, en rodajas

- La cáscara de 2 limón

Preparación

1. En una bandeja para hornear colocar la trucha en una sola capa.

2. Espolvorear con sal y pimienta por ambos lados.

3. Hierva el vinagre de vino y vierte sobre las truchas.

4. Dejar marinar durante 60 minutos.

5. Retirar de la sartén y colocar el pescado en una sartén grande.

6. Tire el vinagre.

7. En una olla, combine la cáscara de limón, el clavo, el vino, la zanahoria, la cebolla, el perejil, el tomillo, los granos de pimienta, las hojas de laurel, y el agua. Póngalo a hervir.

Agregue la mezcla hirviendo a la sartén, cubra y cocine lentamente a fuego lento durante 35 a 40 minutos.

Retire con cuidado el pescado de la olla y arréglalo en un plato grande para servir. Reduzca el líquido restante a 1/2 de una taza, cuele el líquido y viértalo sobre las truchas.

Aliñe con aceite de oliva, y sirva.

Muffins De Huevo Al Horno Al Estilo Italiano

Ingredientes:

1 taza de queso feta desmenuzado

½ taza de pimiento rojo asado, picado

Pimienta y sal

2 cucharadita de condimento italiano

16 huevos

1 taza de leche de almendras sin azúcar

Direcciones:

1. Engrasa la bandeja para hornear.
2. En un bol, mezcle los ingredientes restantes y revuelva bien.
3. Precalienta el horno a 350 F.
4. Vierta la mezcla de huevo en la fuente para hornear.
5. Hornee durante unos 60 minutos.
6. *Sirve y disfruta.*

Palitos De Pan A Base De Harina De Mijo

Ingredientes

palitos de pan

- 140 ml de agua a temperatura

  ambiente

- 30 g de sal fina

- 2 cucharadita de romero en polvo

- 40 g de aceite de oliva virgen extra

- 600 gr de harina de mijo

1. Poner la harina en una tabla de repostería y añadir poco a poco el agua.

2. Cuando la masa comience a tensarse, agregar la sal y el romero en polvo. Remueva du

3. rante 5-10   minutos y finalmente añada el aceite.

4. Amasar unos minutos más y luego dejar reposar por 25 a 30   minutos.

5. Mientras tanto, forre una bandeja para hornear con papel pergamino.

6. Tome la masa y con la ayuda de un rodillo extienda la masa de manera uniforme y no más de 10 milímetros de alto.

7. Elimine la parte lateral que seguramente quedará irregular.

8. Con un cuchillo de hoja lisa, o mejor aún, una rueda para pizza, corte tiras de 1-5 cm de ancho y 40 cm de largo.

9. Elija qué tipo de forma quiere darles a sus palitos de pan.

10. Puede enrollarlos sobre sí mismos, haciéndolos redondos, un poco como hacen los niños cuando juegan con plastilina.

11. Puedes tejerlos de dos en dos creando bonitas trenzas.

12. O puedes aplanarlos y crear formas irregulares con sus dedos.

13. Si quiere, puede moler un poco de sal gruesa por encima.

14. Hornear en horno estable a 80150°C durante 15 a 20 minutos.

15. Sirve como acompañamiento de quesos o para disfrutarlos entre horas.

16. Guardados en una caja de hojalata duran tres o cuatro días.

Bamia Con Cordero

- 2 bulbo/s de ajo

- 4 cucharadas de aceite

- 2 lata de pasta de tomate

- 2 lata de okra (bamia)

- sal y pimienta al gusto

- 001000 g de cordero

2 4 cebollas (vegetales)

1. Pelar y picar el ajo, machacarlo con sal y pimienta en un mortero.

2. Cortar la carne en cubos y mezclarla con la mezcla de ajo, luego cubrirla bien (olerla) y dejarla en la nevera durante 2 hora.

3. Rallar finamente la cebolla, rehogarla bien en aceite junto con la carne en una cacerola grande.

4. Disolver la pasta de tomate en dos tazas de agua y cocer todo a fuego suave durante unos 80 a 90 minutos.

5. Cuando la carne esté cocida, añadir la bamia, mezclar suavemente y dejar que se caliente durante unos 20 minutos.

6. Remover con mucho cuidado de vez en cuando.

7. Si es necesario, volver a sazonar con pimienta y sal.

8. Servir con arroz, chiles frescos y aceitunas negras.

Brochetas De Cordero Con Hierbas

Ingredientes

- 10 cucharadas de menta fresca picada

- 2 cucharadita de pimentón en polvo suave

- 8 tomates

- 30 hojas de albahaca

- 4 cebollas

- sal al gusto

- pimienta al gusto

- 2 pan de pita

- 2 kg de pierna(s) de cordero, magra y sin grasa

- 6 cucharadas de aceite de oliva

- 2 cucharada de vinagre balsámico o de vino tinto

- 1 limón(s), el zumo del mismo

- 1000 g de yogur natural

- 2 cucharada de orégano seco

- 6 dientes de ajo machacados

- 4 hojas de laurel secas

- 4 cucharadas de perejil picado

- 1 pepino(s), pelado(s) y cortado(s) en dados

Preparación

1. Cortar la carne en cubos de unos 20 cm.

2. Para la marinada, mezclar el aceite de oliva, el vinagre balsámico, el zumo de limón y 5-10 cucharadas de yogur, añadir 4 cucharadas de ajo machacado, orégano, las hojas de laurel machacadas y sazonar con sal y pimienta.

3. Añada los cubos de carne a la marinada y déjelos marinar en el frigorífico durante al menos dos horas.

4. Darles la vuelta de vez en cuando durante este proceso.

5. Para la salsa, mezclar en un bol el yogur restante con el ajo, el pepino picado y la menta, y sazonar con sal.

6. A continuación, incorpore el pimentón en polvo y cubra y refrigere también.

7. Poco antes de que termine el tiempo de marinado, precalentar la parrilla al nivel más alto.

8. Cortar la cebolla en rodajas y saltearla brevemente para que no se dore.

9. Sacar los dados de carne de la marinada, escurrirlos y repartirlos uniformemente en las brochetas.

10. Asar las brochetas de cordero durante unos cuatro minutos por cada lado, pincelando con la marinada frecuentemente.

11. Si no le gusta que la carne esté más rosada, prolongue ligeramente el tiempo de asado.

12. Saque las brochetas del horno, espolvoree con perejil y colóquelas en un plato con la salsa de yogur, las

cebollas salteadas, los tomates en rodajas y unas hojas de albahaca.

13.   Servir con pan de pita.

Sopa De Cacahuete

Ingredientes

- 16 cebolletas picadas

- 4 litros de agua

- 4 chiles (habaneros, si es necesario), picados finamente

- 2 pastilla de caldo

- sal al gusto

- 8 taza/s de cacahuetes frescos

- 1500 g de carne de ave (de pollo para sopa), ya deshuesada

- 2 taza de gambas

- 2 berenjena(s) pequeña(s), cortada(s) en dados

- 8 tomates sin piel y cortados en dados

- 1 taza de quimbombó picado

Preparación

1. Tostar lentamente los cacahuetes, quitarles la piel y triturar los frutos secos hasta obtener una pasta fina.

2. Lavar y cortar el pollo para sopa. Ponerlo con 4 litros de agua fría y cocerlo lentamente hasta que esté hecho.

3. Deshuesar el pollo para sopa hasta llegar al peso indicado y añadirlo de nuevo al caldo.

4. Añade ahora la pasta de cacahuete y la pastilla de caldo.

5. Añade ahora a la sopa los chiles picados, las cebolletas, los tomates, la berenjena y el quimbombó.

6. Cocine lentamente hasta que todos los ingredientes estén cocidos y la

sopa se vuelva cremosa, removiendo con frecuencia.

7. A continuación, añada las gambas y cocine durante unos 25 a 30 minutos más, sazone con sal al gusto. Servir caliente.

8. La sopa debe quedar muy cremosa al final. Se sirve con puré de boniatos o gachas de sémola espesas y se come mejor con los dedos.

9. Variación: se puede utilizar carne de vacuno en lugar de pollo para sopa, se pueden utilizar gambas secas en lugar de frescas, pero hay que ponerlas en remojo y añadirlas a la sopa antes.

Sopa Y Batido De Garbanzos Sin Gluten De Nutri-Plus

Ingredientes

- 2 caldo de verduras
- 60 g de proteína neutra en polvo Nutri-Plus, sin gluten
- Aproximadamente 2 cucharadita de sal, pimienta, cúrcuma, nuez moscada
- Una cucharadita de aceite de coco
- 2 cebolla morada
- 4 dientes de ajo
- 1000 gpatatas dulces
- 800 gGarbanzos, cocidos
- 2 cmjengibre

Preparación

1. Primero, retire la cáscara de la cebolla, el ajo y el jengibre, córtelo en rodajas gruesas y fríalo en un poco de aceite de coco.

2. A continuación, pela el boniato y córtalo en trozos grandes.

3. na vez que las cebollas estén vidriosas, puedes poner la batata en la olla.

4. Cuece todo junto y luego lo extingue con el caldo de verduras.

5. Deje hervir a fuego lento durante unos 20 a 25 minutos hasta que la

batata esté lo suficientemente tierna, luego agregue los garbanzos.

6. Deje que todo hierva a fuego lento durante otros 5 a 10 minutos.

7. Saca la sopa de la estufa. Luego toma una licuadora y licúa un poco la sopa.

8. Ahora agregue la proteína en polvo y deje que la licuadora haga el resto del trabajo.

9. Mezclar la sopa hasta que no queden trozos.

10. Sazone con las especias y disfrute.

11. Si lo desea, puede asar algunos garbanzos y agregarlos a la sopa como aderezo.

Berenjenas Rellenas De Cigalas Y Bacon Ahumado, Servidas Con Queso Manchego

Ingredientes para 8 personas:

- 30 cigalas crudas
- 1 litro de leche entera
- 140 gramos de harina
- 140 gramos de mantequilla
- 400 gramos de queso manchego
- 4 berenjenas, de buen tamaño
- 2 cebolla
- 30 gramos de panceta ahumada

- 2 cucharadita de pasta de tomate concentrado

Elaboración:

1. Lo primero será cortar las berenjenas a lo largo, por la mitad, dejándoles el rabito.

2. Les hacemos unos cortes en cuadrícula, en su interior, sin llegar a cortarlas del todo.

3. Rociamos los cortes con sal gruesa para que pierdan el amargor y las dejamos en un escurridor durante 2 hora.

4. Pasado el tiempo, las enjuagamos muy bien con agua fría y las horneamos a 250º durante 60 minutos, aunque el tiempo dependerá de la variedad de berenjena que usemos.

5. De cualquier forma, debe estar la carne hecha, pero sin que llegue a secarse demasiado.

6. Con una cuchara sopera sacamos la carne de las berenjenas y reservamos.

7. A continuación pelaremos las cigalas, nos costará bastante ya que

su caparazón es muy duro, pero el sabor de las mismas es incomparable.

8. Reservamos la cabeza para preparar una crema de marisco en otras elaboraciones.

9. 6 º Picamos y pochamos la cebolla hasta que esté bien dorada, añadimos la panceta ahumada en daditos y por último las cigalas, no más de 1-5 minutos ya que de lo contrario se secarán.

10. Añadimos la pasta de tomate y removemos bien para integrarla en

el sofrito. Incorporamos la carne de la berenjena y probamos de sal.

11. 8 º A continuación, prepararemos una bechamel.

12. Para ello derretimos la mantequilla en una cacerola, añadimos la harina, dejamos rehogar unos minutos moviendo muy bien con una varilla y añadimos poco a poco la leche a temperatura ambiente hasta que espese.

13. Añadimos sal, pimienta y una pizca de nuez moscada.

14. Disponemos las carcasas de las berenjenas en una placa de horno y las rellenamos con el sofrito que hemos preparado anteriormente.

15. Cubrimos con bechamel las berenjenas no excesivamente y añadimos el queso manchego rallado.

16. Horneamos con la parte superior del horno caliente para gratinar el queso durante 10 minutos y servimos.

17. CONSEJO: Podemos utilizar el marisco que más nos guste para

rellenar las berenjenas o incluso varios de ellos si no encontramos cigalas.

18.   No deseches las cabezas de los mariscos porque las mejores cremas de los mismos están hechas precisamente con sus cabezas.

Panqueques Rellenos De Frambuesa

Y Yogurt

Ingredientes

- ½ de cucharadita de extracto de vainilla

- ½ de taza de harina para todo uso

- 1/7 taza de cebada o centeno cuatro

- ½ taza de harina integral

- 2 cucharada de azúcar

- 1 cucharadita más 1 cucharadita de levadura en polvo

- 1 taza de frambuesas

- ½ de taza de sal de cocina Instrucciones de

- 2 huevo grande

- 1 taza de yogur natural bajo en grasa

- 1 a 5 cucharadas de leche

- 30 cucharadas de mantequilla

- ½ de cucharadita de ralladura de limón

Preparación

1. Pon la mantequilla en una sartén a fuego medio y derrite la mitad.

2. Retire del fuego y mezcle otra cucharada de mantequilla y derrita.

3. Evite calentar demasiado la mantequilla cuando desee agregar otros ingredientes.

4. Mezcla un huevo y yogur en un tazón mediano o pequeño.

5. Si está usando yogur diluido, no necesita agregar leche.

6. Batir la mantequilla derretida, el extracto de vainilla y la ralladura de limón.

7. Mezclar las harinas, el azúcar, la sal y la levadura en un recipiente aparte.

8. Agregue los ingredientes secos a los húmedos y deje que los ingredientes secos se humedezcan.

9. Precaliente el horno a 250 grados F. Caliente la sartén antiadherente o de hierro fundido a fuego medio.

10. Derrita la mantequilla en la sartén y luego espolvoree ½ de taza de masa y deje suficiente espacio entre los panqueques.

11. Ponga algunas frambuesas en los panqueques.

12. Cuando los panqueques comiencen a hervir voltéalos y cocina por otros 5 a 10 minutos hasta que estén dorados.

13. Si los panqueques se cocinan demasiado rápido, reduzca el fuego.

14. Coloque los panqueques en un lugar cálido, como un horno o una

sartén, hasta que estén listos para servir.

15.   Sirva con la familia de inmediato y es probable que no queden sobras.

16.   Si quieres duplicar la receta, multiplica la cantidad de todos los ingredientes por